AF296057

DES EFFETS

DU

CHLORAL HYDRATÉ

SUR LES

ORGANISMES VIVANTS

PAR

Le docteur E. MAGNAUD

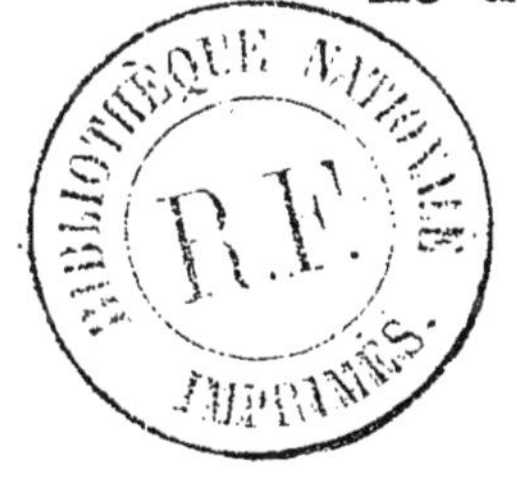
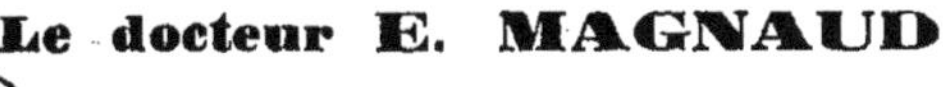

PARIS

IMPRIMERIE WALDER, 44, RUE BONAPARTE

—

1871

1872

AU DOCTEUR

MARTIN-DAMOURETTE

———

Je suis heureux, en outre, d'offrir un témoignage public de gratitude à M. Georges POUCHET pour l'obligeant concours qu'il a bien voulu me prêter, lorsque j'ai dû aborder la partie délicate de mon travail, relative aux observations microscopiques.

E. M.

DES EFFETS

DU

CHLORAL HYDRATÉ

SUR

LES ORGANISMES VIVANTS

L'observateur qui cherche à se rendre un compte exact des modifications apportées dans un organisme vivant par l'introduction d'un agent chimique, doit aborder successivement une foule de problèmes complexes que l'état actuel de la science ne lui permet pas toujours de résoudre. Le plus souvent les données sont approximatives; la solution présentée ne peut être bien rigoureuse. L'analyse approfondie, positive d'un phénomène d'ordre physiologique ou thérapeutique demande une étude attentive, hérissée de difficultés, et malgré tous ses efforts le travailleur est obligé souvent, pour donner une explication, de recourir aux hypothèses.

Dans le domaine des suppositions, les contradictions sont fréquentes, et le sujet qui m'occupe a subi la loi commune. — Créé, pour ainsi dire, ou du moins introduit en thérapeutique par une hypothèse chimique, le Chloral a vu se produire autour de lui les opinions les plus divergentes; il a excité l'admiration enthousiaste des uns, alors que d'autres l'accueillaient avec une réserve pleine de scepticisme.

Je n'ai pas l'intention d'entrer dans le détail ni dans la discussion des travaux, en grand nombre, publiés sur cet agent; je me contenterai d'exposer les expériences que j'ai faites dans le but d'ajouter quelques matériaux à son histoire.

Je suivrai dans mon exposition la marche du chloral dans l'organisme; je décrirai, au fur et à mesure que nous avancerons, les troubles fonctionnels et les altérations anatomiques; parmi ces dernières, les unes sont visibles à l'œil nu; d'autres nous seront révélées par le microscope.

ACTION LOCALE

***

(Voir Exp. I — II — III — IV — V — VI — VIII).

***

L'influence du chloral sur les animaux se manifeste en premier lieu par un degré notable d'excitation.

Cette période, courte et très-nette, se retrouve partout. — Les infusoires et les animaux aquatiques s'agitent dans la solution où ils sont plongés ; ceux qui vivent dans l'air (insectes, batraciens, oiseaux, mammifères) se livrent à des mouvements désordonnés, sous la cloche qui contient des vapeurs, aussitôt qu'ils y sont enfermés, et quand on étudie soi-même les vapeurs qui se dégagent d'un fragment

---

PREMIÈRE SÉRIE
Relative à l'action locale

***

EXPÉRIENCE I (1).

Application d'un fragment de chloral à la surface d'une plaie musculaire. Rétraction des fibres; leur coloration rose est détruite et remplacée par une blancheur nacrée. — Rigidité musculaire au point d'application.

Une cuisse de grenouille est dépouillée de sa peau et une petite plaie ovale est

(1) Pour éviter des répétitions fatigantes, je ne cite qu'un nombre très-restreint (quinze) d'expériences; je rapporte seulement les plus importantes parmi celles que j'ai faites.

chauffé, on ne les aspire qu'avec précaution, car elles impressionnent le plus désagréablement du monde le sens de l'olfaction.

Le chloral peut être introduit de plusieurs façons dans l'organisme :

1. En inhalations,
2. En injections sous-cutanées,
3. Par les voies digestives (estomac, rectum),
4. Par une injection dans les veines.

Avant d'être absorbé, de pénétrer dans le torrent circulatoire, il est en contact avec certains tissus, avec les éléments anatomiques qui les forment; il exerce sur eux une action déterminée, locale, qui se traduit pour chacun d'eux par un trouble fonctionnel et une modification anatomique.

Ces effets topiques du chloral, je vais les décrire tout d'abord.

§ I. — PAR LES POUMONS

Si l'on place un animal dans la vapeur du chloral, il est très-incommodé dès les premières inspirations ; il s'agite violemment, tousse, ferme les paupières, en un mot il est le siége de phénomènes qui traduisent un état d'excitation manifeste. Les vapeurs ont produit

---

faite à la surface des muscles. La section est très-douloureuse, car l'animal fait de nombreux et violents efforts pour s'enfuir.

Je dépose avec soin le fragment de chloral, — il n'y a pas de mouvement — les cristaux se fondent peu à peu et la surface de la plaie pâlit, puis chaque fibre musculaire (j'entends les fibres des anciens anatomistes) sectionnée se détache nettement en blanc de façon à se distinguer à la loupe de la fibre voisine.

L'action du chloral continuant, la plaie s'excave, se creuse; les bords deviennent durs. 30 minutes environ après l'application du fragment de chloral, on peut voir que la surface musculaire sectionnée ne correspond plus à la boutonnière faite à la peau ; les fibres touchées se sont retirées vers leur point d'insertion (le bassin) et sont rentrées dans l'épaisseur du muscle, de telle façon que pour apercevoir le fond de l'anfractuosité profonde ainsi formée il faut agrandir l'ouverture de la peau et débrider largement la plaie musculaire.

une impression douloureuse sur la muqueuse des voies respiratoires et sur la conjonctive touchées par elles ; l'animal fait des efforts volontaires (agitation) et involontaires (toux, larmoiement, etc.) pour échapper à l'influence de cette atmosphère qui n'est pas faite pour lui ; la respiration est accélérée, anxieuse, quelquefois saccadée dès le début.

Pour peu que les vapeurs soient concentrées, la causticité du chloral se manifeste par la coloration opaline, blanchâtre, que prend la surface des muqueuses touchées ; l'épithélium se détache des parties sous-jacentes après quelques minutes de séjour dans les vapeurs.

Ceci est très-manifeste sur la cornée : de transparente qu'elle était, elle devient opaque ; il se forme petit à petit un véritable leucôme général ; on suit très-bien les progrès de l'opacité sur le fond noir de l'ouverture pupillaire ; bientôt les mouvements des paupières suffisent pour détacher les cellules désagrégées et l'on trouve au-dessous la cornée transparente. Ce phénomène est facile à voir aussi sur la membrane interdigitale des grenouilles.

Si l'on place sous le microscope un fragment d'une muqueuse recouverte d'épithélium à cils vibratiles, comme celle des voies respira-

---

EXPÉRIENCE II

Pour comparer les effets de l'application directe du chloral et du chloroforme sur le muscle.

Les gastro-cnémiens des deux jambes d'une grenouille sont mis à nu. Une petite plaie ovale est faite à la surface de chacun d'eux, afin de mettre à découvert les fibres musculaires.

Sur ces plaies on place :

A droite, une goutte de solution chlorale concentrée (*aa*), à gauche, du chloroforme renouvelé au fur et à mesure que l'évaporation se fait.

Du côté chloralisé le muscle devient blanc nacré, se rétracte, durcit, diminue de volume ; la surface de section s'excave en formant un petit bourrelet sur les bords taillés à pic.

Du côté chloroformé le muscle devient rose (s'hypérémie), gonfle, devient

toires, on constate qu'au premier contact du chloral les cils s'agitent plus vivement (on peut rapprocher ceci de la période initiale d'excitation dont je parlais tout à l'heure), mais leur agitation se ralentit bientôt et, en quelques minutes, ils sont entièrement arrêtés; tandis que sur une préparation voisine non chloralisée ils continuent à se mouvoir régulièrement pendant plusieurs heures; parfois même, si le chloral est concentré, ils disparaissent, ce qui permet de penser qu'ils se dissolvent. La cellule cônique qui les supporte ne subit pas de changement bien manifeste; elle paraît seulement s'opacifier.

La peau des grenouilles est décolorée superficiellement par les vapeurs très-denses; sur la peau sèche, recouverte d'épiderme, le chloral est sans influence; la cuirasse épidermique est imperméable au chloral.

§ II. — Par le tissu cellulaire

Si l'on pousse une injection dans le tissu cellulaire, l'animal qui la reçoit fait les plus grands efforts pour s'échapper des mains de l'expérimentateur, et l'on ne s'explique guère qu'on ait songé à user en thérapeutique de cette voie d'introduction, car elle n'est pas seulement

---

mou ; les fibres sectionnées font légèrement hernie par l'ouverture de l'aponévrose. Une heure après le début de l'expérience, une hémorrhagie importante se fait à la surface de la plaie.

EXPÉRIENCE III

La rigidité musculaire s'étend aux parties voisines du point injecté.

Sous la peau des cuisses d'une assez petite grenouille, j'injecte 0^{gr},05 de chloral. Il se produit une agitation assez marquée, mais déjà deux minutes après l'injection les muscles touchés par la solution sont raidis et les jambes sont inflexibles ; les doigts seuls se meuvent.

Le tronc et les bras sont en résolution ; la respiration s'arrête ; le cœur ne bat plus que très-faiblement. Les parties en résolution obéissent très-bien au courant électrique ; les muscles des cuisses, durs, restent immobiles ; le mollet se contracte

très-douloureuse : si la solution employée n'est pas étendue, elle produit de grands désordres dans les tissus ; on voit bientôt apparaître une vive rougeur autour de la piqûre et il n'est pas rare de voir quelques centimètres carrés de la surface cutanée se sphacéler, laissant après leur chute une cicatrice indélébile ; heureux quand le travail inflammatoire ne va pas jusqu'au phlegmon diffus.

Un vieillard de l'asile Sainte-Périne se plaignait avec insistance de persistantes douleurs dans le bras (ceci se passait avant la guerre, au moment où l'on attribuait au chloral toutes sortes de qualités et où on l'étudiait beaucoup). Un de mes amis, interne de l'hospice, sur l'invitation de son chef, administra le chloral. — La seringue de Pravaz fut sortie de son étui (la solution employée était, je crois, au dixième); trois injections furent faites au bras... Les douleurs ne disparurent pas, mais le soir des auréoles rouges entouraient les trois piqûres ; le lendemain, le bras était tuméfié. Il fallut lutter avec énergie pour combattre le phlegmon de la totalité du membre; on eut le bonheur d'éviter cette terrible complication, mais il ne fut pas possible de conjurer trois petits abcès qui s'ouvrirent aux points injectés.

Suivant le degré de concentration auquel il est employé, il produit une série progressive d'impressions, variant de la démangeaison à la

---

un peu ; les muscles du pied davantage ; toutefois, leur contraction est impuissante à faire fléchir les articulations du membre inférieur.

On voit que l'abolition de la contractilité absolue au point injecté se propage aux muscles voisins de ce point et diminue à mesure qu'on s'en éloigne.

Le lendemain matin, les muscles des jambes sont ratatinés. Il semble que les tissus chloralisés se déssèchent plus vite que les autres tissus morts, comme si l'eau entrant dans leur composition était exprimée par la rigidité et la diminution de volume qui se produit si rapidement.

EXPÉRIENCE IV

Montrant la rigidité musculaire par application locale; la diminution de contractilité musculaire par voisinage; l'abolition ou seulemen la diminution des propriétés des nerfs et des centres, par imbibition.

9 h. 40 m. — Injection sous la peau de la région coccygienne de $0^{gr},10$ de chlo-

brûlure; les chiens se grattent comme pour chasser une puce, avec la solution au 1\10 ; ils crient et mordent le point injecté, avec l'injection au 1\5 ; ils courent en hurlant et se heurtant partout, avec une solution plus concentrée.

Les oiseaux grattent violemment avec leur bec; les grenouilles bondissent furieusement et crient: leur peau devient grisâtre au point injecté.

On ne voit d'abord rien à ce point injecté, mais en peu d'heures, si l'animal survit, tous les signes de l'inflammation violente que fait naître dans les tissus la présence d'un corps étranger se montrent nettement (le corps étranger ici c'est la portion de tissu touchée par la solution) : cette partie de l'individu ne vit plus, les principes albuminoïdes qui entrent dans sa formation sont coagulés, ses capillaires sont oblitérés, comme il est aisé de s'en convaincre par la lecture de l'Exp. X. — On y voit la circulation capillaire arrêtée instantanément dans la membrane interdigitale de la grenouille, par la simple application, sur la peau, d'une goutte de solution, parties égales eau et chloral, tandis qu'elle continue normalement dans la membrane à côté. — Avec l'injection sous la peau, les capillaires sont plus immé-

---

ral (solution parties égales) faite à une grenouille verte, de belle taille, qui lance un fort jet d'urine et s'agite vivement pour s'enfuir.

Mais après trois minutes cette agitation cesse et l'animal s'aplatit sur le ventre, lez yeux saillants, mais les pupilles fortement contractées déjà.

2 minutes après, la tête commence à se relever et la respiration cesse ; la cornée est sensible.

A la 15ᵉ m., alors que les yeux rentrent à demi, voilà que la grenouille se dresse sur les bras, le nez fortement élevé; la colonne vertébrale forme ainsi un arc à concavité supérieure, simulant une contracture tétanique en opisthothonos.

Dans cette attitude, il se fait une détente du train postérieur et, comme résultat, une projection en avant avec chute sur le flanc droit ; les pattes restent étendues, il s'y produit des tremblements dans les muscles.

L'animal reste sur le flanc, le corps arqué, le ventre en avant; les membres sont mous, mais le tronc est raide, inflexible ; il n'y a donc que les muscles spi-

diatement en rapport avec la solution, par conséquent l'arrêt de la circulation capillaire aux points injectés est incontestable.

La question de savoir si l'arrêt provient du rétrécissement du calibre des vaisseaux ou de la coagulation, de la géléfaction dans leur intérieur de la masse du sang ou d'une de ses parties qui immobiliserait les autres, n'est pas résolue pour moi.

Cependant il paraît difficile de la rattacher au rétrécissement des vaisseaux, c'est-à-dire à une action sur les nerfs vaso-moteurs ou sur les fibres-cellules de la tunique musculaire lisse; car, sans nier l'action très-probable sur la fibre-cellule, l'instantanéité de l'arrêt n'a aucun rapport avec la lente contraction de ces éléments anatomiques; de plus, comme je l'ai noté dans l'expérience, le réseau capillaire devient plus apparent après l'arrêt du courant sanguin. Cet effet est incompatible avec la diminution de calibre du vaisseau, car alors le sang serait chassé, et le réseau pâlirait ou deviendrait invisible au microscope.

Le corps étranger représenté par les tissus mortifiés aux points injectés s'élimine avec ou sans les accidents de l'inflammation, comme cela a lieu dans les cas de ce genre.

Ce que je viens de décrire se voit avec les solutions concentrées (au-

---

naux et la masse sacro-lombaire, sur lesquels le poison a directement agi, qui soient rigides.

10 h. 15 m. — Le segment inférieur de la moelle placé très-près de l'injection a subi l'influence du poison, car, tandis que la sensibilité à la brûlure conservée dans les membres antérieurs se traduit par des mouvements dans les bras à l'approche du fer rouge (ce qui implique la persistance du pouvoir excito-moteur dans le segment supérieur de la moelle), l'anesthésie paraît s'être emparée des pattes, car l'excitation la plus forte est impuissante à provoquer un mouvement quelconque. Or, l'injection est faite aussi loin des pattes insensibles (en apparence) que des bras très-sensibles encore ; par conséquent, il n'y a aucune raison pour admettre l'imbibition plutôt aux jambes qu'aux bras; la sensibilité existe également en ces deux points, mais tandis que l'impression peut être perçue et traduite dans les parties supérieures, elle reste, pour ainsi dire, à l'état latent dans les membres inférieurs, parce que le centre de réception est altéré, incapable de percevoir, impuissant à manifester.

dessous de 1|3 qui sont véritablement caustiques; elles escharifient les tissus qu'elles touchent.

Avec des solutions moins actives, il peut se produire seulement une rougeur et une inflammation plus ou moins intenses; cependant la suppuration se montre souvent.

Si l'injection n'a porté que sur le tissu cellulaire, on voit, après quelques jours, la peau ridée et bosselée, souvent grise, entourée d'un cercle rouge au niveau du point où le liquide a été introduit, où il formait précédemment une petite tumeur régulièrement arrondie, et sur laquelle la peau était lisse; on sent sous le doigt un corps dur, inégal; divisée par le scalpel, cette partie dure offre une coupe blanche comme du suif de mouton ou de bœuf; les éléments graisseux contenus dans le tissu cellulaire ont été modifiés par le chloral. On a probablement affaire à la cristallisation de la stéarine.

§ III

Un faisceau musculaire mis à nu est badigeonné avec la solution; on voit le muscle pâlir peu à peu, présenter des lignes blanches dans le sens de sa longueur, devenir rapidement dur, diminuer de volume et

---

Peu à peu, le bras et la jambe du côté droit, qui se trouvent dans une position déclive, se roidissent par imbibition. La peau des parties imbibées est décolorée en partie; du vert elle est passée au jaune.

Placée sur le dos, la grenouille ne touche pas le plan horizontal; elle porte sur le denez et sur les tarses; le sommet de l'arc ainsi fermé est à $0^m,02$ du sol.

10 h. 40 m. — C'est-à-dire une heure après le début, la grenouille est ouverte; le cœur est arrêté, gros, couleur lie de vin, gonflé par le sang, insensible à l'électricité.

Les muscles du ventre tendus par l'incurvation de la colonne vertébrale ne se contractent pas non plus; ceux des cuisses se contractent isolément, sans faire participer le membre à leur mouvement.

Les racines lombaires (proches du point injecté) sont absolument réfractaires à la pince de Pulver-Macher; les sciatiques sont quelque peu perméables, mais le deviennent de moins en moins, à mesure que l'on remonte vers leur origine, c'est-à-dire vers le lieu de l'injection.

se rétracter énergiquement. Cette rigidité une fois établie ne disparaît pas, et le muscle ainsi raidi se dessèche sans se détendre. Cette sorte de contracture permanente n'est pas une action spéciale du chloral sur la fibre musculaire, quoiqu'elle en ait l'air ; je crois qu'elle dérive de la même cause chimique que la précédente altération ; ici nous avons la *coagulation des principes albuminoïdes* du tissu musculaire.

Quand on a fait une coupe dans le faisceau, de manière à avoir sous les yeux la surface de section d'un certain nombre de fibres, et qu'on a placé dans cette petite plaie une goutte de la solution, on voit apparaître des points blancs, puis les fibres blanchir dans une plus grande étendue et se séparer nettement les unes des autres, la substance interposée restant transparente ; ensuite la plaie se creuse en cupule, les bords deviennent nets et tranchants comme ceux d'un ulcère, et si la direction des fibres est oblique par rapport à la surface de section, on voit le pinceau touché se retirer vers son point d'intersection ; il paraît rentrer dans l'épaisseur du muscle, où il forme une sorte d'excavation en clapier, tout cela en quelques minutes seulement. Il y a donc, par le fait de la coagulation, une grande diminution dans la longueur des fibres, et cela explique la rétraction et la rigidité musculaires.

La moelle, comme on devait le prévoir par les résultats fournis du vivant de l'animal, ne donne rien en bas, mais fonctionne assez bien dans le segment supérieur.

EXPÉRIENCE V

Altération musculaire locale chez les oiseaux. — Degrés divers de modifications fonctionnelles de ces muscles.

A un moineau franc, vigoureux, j'injecte sous la peau de la cuisse gauche $0^g,10$ de chloral (solution *aa*).

L'animal est foudroyé ; il y a une secousse dans la patte gauche, puis plus rien ; la respiration s'arrête, les yeux sont fermés, tout le corps est dans la résolution mais, une minute après, la patte gauche est raidie, la droite très-souple ; les articulations jouent très-librement de ce côté, tandis que de l'autre je soulève hori-

On voit au microscope, chez les larves d'éphémères, sur les muscles des pattes ou des antennes composés de quelques fibres seulement, des mouvements fibrillaires isolés se produire au contact du chloral. Nous retrouvons ici cette première période d'excitation déjà vue avec les cils vibratiles. Fonctionnellement, le muscle perd ses propriétés contractiles et ne les recouvre plus.

§ IV. — PAR LES VOIES DIGESTIVES.

La solution de chloral, en touchant les muqueuses de la bouche et du pharynx, y développe une rougeur assez notable pour peu qu'elle ne soit pas très-étendue ; à la suite, un abondant écoulement de salive filante se produit (les chiens qui ont avalé du chloral ont tous eu la salivation) ; il y a donc, comme avec les substances très-sapides, une augmentation de la fonction des glandes des premières voies.

L'œsophage est traversé sans accident, mais l'estomac est souvent affecté. J'ai vu, avec les doses massives, quoique très-diluées, les chiens vomir.

Si le chloral est concentré, il produit une sensation de chaleur vive ou de pincement. C'est encore un signe qui indique un certain degré

---

zontalement le moineau sans faire fléchir l'articulation de la cuisse, pas plus que celle du genou. La rigidité est bien évidente et bien rapide.

La pupille est contractée.

Je dépouille les pattes, afin de voir le muscle à nu et de pouvoir appliquer directement, sans l'intermédiaire de la peau, la pince électrique.

Le tissu musculaire, au point d'injection, a perdu ses caractères extérieurs ; il n'est plus rouge pâle comme le tissu voisin ; il a perdu sa coloration, il est blanc et paraît désagrégé ; il ressemble assez bien à des ligaments macérés.

Le muscle dont il s'agit et ceux de la cuisse placés au voisinage sont inertes, indifférents à l'électrisation ; ceux du mollet se contractent un peu, sur place, sans communiquer de mouvement au membre ; la cuisse droite exécute de grands mouvements quand ses muscles sont touchés par la pince.

Le cœur est allongé en forme de poire, dur, contracté fortement, vide de sang, insensible à la pince électrique.

de cautérisation, et je suis étonné de voir avec quelle facilité on administre les pilules de chloral dissous dans une petite quantité de liquide, que les pharmaciens préparent depuis quelque temps.

Une dame qui avait pris *une* de ces pilules, le soir, d'après l'avis de son médecin, souffrit horriblement jusqu'au lendemain d'atroces douleurs dans l'estomac.

Il n'est pas possible, à mon avis, de donner le chloral autrement que très-étendu, et même alors il n'est pas toujours toléré ; d'ailleurs il a un goût très-mauvais qui doit être masqué par un correctif abondant ; en outre, la forme capsulaire doit être rayée du nombre de ses préparations pharmaceutiques.

On voit par ce qui précède que la seule manière d'administrer le chloral sans avoir d'accidents est de le donner par l'estomac et très-étendu, au 1|100 par exemple.

Mais il reste encore le rectum. Ce dernier, d'après tous les auteurs, supporte le chloral mieux encore que l'estomac. Il l'absorbe très-bien et très-rapidement. Sur l'homme, l'administration par cette voie a toujours réussi ; chez les animaux, je ne l'ai pas expérimenté, mais il paraît qu'ils rejettent invariablement le liquide aussitôt qu'il est

---

EXPÉRIENCE VI

Montrant la rigidité de tous les muscles du corps à la suite de la respiration des vapeurs concentrées de chloral.

2 h. 20 m. — Forte grenouille verte. Pendant les cinq premières minutes, elle se tient tranquille ; les yeux seulement se retirent de temps en temps ; ce n'est qu'à la 6e minute qu'une assez vive agitation se manifeste : la respiration devient saccadée, les yeux se retirent, les paupières se ferment.

Vers la 10e minute, l'animal s'accroupit ; néanmoins il se déplace quelquefois, et l'on peut voir qu'il y a déjà une grande paresse dans les mouvements.

La peau se couvre d'un liquide visqueux, devient rugueuse ; le nez s'abaisse de plus en plus vers le sol.

Vers la 15e minute il y a un effort violent, une sorte de soubresaut convulsif suivi d'une chute sur le dos ; les efforts faits par la grenouille pour se replacer sur

2

introduit ; il est certain qu'à dilution insuffisante la muqueuse rectale sera cautérisée plus ou moins.

LE CHLORAL EST INTRODUIT DANS LE SANG.

(Voir. Exp. IX. — Exp. X. — Exp. XV.)

Le chloral peut pénétrer dans le sang par endosmose s'il est donné en inhalation, en injection dans le tissu cellulaire sous-cutané, ou s'il est introduit par les voies digestives (estomac, rectum) ; mais on peut l'injecter directement dans les vaisseaux. MM. L. Labbé et Goujon ont remarqué que ses effets se manifestaient très-rapidement quand on le donnait ainsi et qu'une dose faible produisait des effets aussi intenses qu'une dose forte (double) pénétrant par une autre voie. J'ai observé des faits exactement semblables.

---

ses pattes restent infructueux ; les mouvements ont un caractère convulsif, ils se font dans le sens de l'extension, ils deviennent de plus en plus rares.

Vers la 20e minute, les bras sont tendus le long du corps, les pattes tendent à s'allonger peu à peu ; les muscles du sternum et du ventre sont contractés, car la peau de ces régions est plissée et la tête est fléchie ; avec le doigt on sent que ces muscles sont durs.

A la 30e minute, l'écrasement et la brûlure des doigts n'éveillent pas la moindre réaction ; le sciatique découvert ne réagit que très-peu à la piqûre ou au pincement ; il n'est guère plus obéissant à l'électricité ; cependant il provoque quelques contractions dans le mollet ; le gastro-cnémien directement influencé reste aussi paresseux qu'en recevant l'électricité par l'intermédiaire du nerf.

Si les propriétés musculaires et nerveuses ne sont pas complètement anéanties, on voit qu'elles sont fortement compromises, et cela en 30 minutes.

Après 40 minutes, à 3 h., la raideur signalée tout à l'heure dans les bras et les

I. — MODIFICATIONS LOCALES.

Avant d'étudier les modifications apportées dans le fonctionnement de l'appareil circulatoire par l'introduction du chloral dans le sang, je dois, pour rester fidèle au plan que je me suis tracé, dire quelles altérations m'ont paru présenter les éléments figurés et les éléments amorphes du sang traité par le chloral.

Dans cette étude, où le microscope joue un grand rôle, j'ai cru devoir faire la comparaison des altérations produites par le chloral et de celles produites par le chloroforme; j'ai pensé qu'il serait intéressant de connaître la similitude ou la différence d'action de ces deux agents sur les mêmes éléments anatomiques et qu'il serait peut-être possible d'élucider (je ne dis pas de résoudre) par ce moyen la question, fort débattue, de savoir si le chloral agit ou non en se transformant en chloroforme.

Je le dis tout de suite : ces altérations que le microscope permet de constater sur les hématies et leucocytes, celles que l'on voit à l'œil nu sur le sérum, sont absolument différentes.

Je me suis servi, afin d'avoir une action lente et de pouvoir suivre

---

muscles abdominaux devient de plus en plus manifeste et s'étend à tout le corps ; on peut saisir l'animal par n'importe quel point sans obtenir aucune flexion.

Placé sur le ventre, le menton et les genoux portent sur le sol, mais le ventre est à près de $0^m,01$ de terre.

Sur le dos, le poids des jambes l'emportant, le tronc est soulevé; le nez se trouve à $0^m,03$ du sol.

Si avec le doigt on appuie sur le menton, on enlève les pattes sans faire fléchir les muscles abdominaux qui sont faibles et qui ont à supporter le poids du train postérieur augmenté par la longueur du bras de levier représenté par les pattes. Le muscle raccourci est donc en outre inextensible.

3 h. 30 m. — La rigidité s'accentue toujours ; les muscles des cuisses forment sous la peau des bosselures très-prononcées; ces saillies sont comparables à celles qu'on voit sur la jambe d'un athlète dans la tension forcée ; elles donnent sous le doigt presque la sensation de dureté du bois.

aisément les altérations successives des éléments figurés du sang, de la chambre hermétique de Butler. En déposant au fond une goutte de solution de chloral, ou un fragment cristallisé, on obtient un dégagement lent et faible de vapeurs qui n'apporte pas de changement brusque dans la constitution des éléments qu'on observe; toutes les phases se déroulent peu à peu, de telle sorte qu'on peut les analyser avec plus de précision que si l'on mêlait au sang une solution de chloral; de plus, dans ce cas, le problème se complique de l'action propre de l'eau (et elle est énergique) sur les hématies et les leucocytes.

Le sang de grenouille est le plus approprié à ce genre d'observation, parce qu'on n'a pas à tenir compte avec lui de la différence de température, puisqu'il vient d'un animal dont la température varie sans cesse avec celle du milieu ambiant.

Une goutte de ce sang placée dans la chambre close dont je viens de parler se conserve sans altération pendant quatre ou cinq jours, par conséquent les modifications observées avant ce temps ne pourront pas être attribuées à la désorganisation naturelle.

Le cœur est en *résolution* prononcée.

Il faut remarquer qu'une fois produite, cette rigidité ne disparaît pas, même longtemps après la mort; les muscles se dessèchent en état de raideur. Ils n'ont pas de tendance à se putréfier.

Le sang de cette grenouille examiné au microscope a présenté des hématies plissées, en grand nombre; d'autres sont diversement échancrées; on trouve des noyaux libres dans la préparation; ces noyaux paraissent un peu granuleux; dans une partie de la préparation on voit une accumulation de noyaux libres.

EXPÉRIENCE VII.

Afin d'élucider la question de savoir si la rigidité étendue à tous les muscles du corps est sous la dépendance de l'action locale, ou si elle est une manifestation

(A) *Chloral.*

1° La première modification visible, et elle est produite en quelques minutes, consiste dans le placement des hématies et la déformation légère de leur contour.

2° Peu de temps après, si les vapeurs se dégagent vite (quelques heures si elles se dégagent lentement), la masse de l'hématie devient granuleuse; le noyau reste hyalin. La granulation de l'hémoglobine est grossière, elle ressemble à une segmentation de la substance et j'ai tout lieu de croire qu'il s'agit d'une coagulation de ses éléments albuminoïdes.

3° Le noyau qui avait résisté aux premières atteintes du chloral devient granuleux à son tour, mais plus finement; ce n'est que plus tard que cette granulation fine devient grossière et pareille à celle de la masse de l'hématie.

4° A partir de ce moment la décoloration du globule se fait lentement; la déformation du contour persiste, sa configuration ne change pas, mais l'état granuleux disparaît petit à petit, de telle façon que la globuline devient hyaline, mais incolore; le noyau paraît augmenté de volume; il y a au centre un léger trouble nuageux, simulant à

---

du pouvoir excito-moteur des centres, augmenté par la diffusion du chloral, les essais suivants, que je réunis en une seule expérience, furent faits.

1° La vapeur, agissant à travers la peau, à la surface des muscles peut être soupçonnée de produire ainsi un effet direct.

Deux grenouilles de même taille sont placées pendant 15 m. sous la même cloche, dans la vapeur concentrée; leur peau devient visqueuse et rousse; *pendant qu'elles sont en résolution* l'une d'elles est lavée à la grande eau (son cœur bat), — la rigidité s'est manifestée au même degré et en même temps chez les deux.

Je ne conclurai pas de cette expérience, car la portion de chloral enlevée par le lavage peut être considérée comme insignifiante, comparée à celle qui a pu pénétrer à travers la peau pendant les 15 m. de séjour dans les vapeurs.

2° Une grenouille bâillonnée, c'est-à-dire ne pouvant respirer que par la peau, est placée dans la vapeur de chloral à 3 h. 40 m., à 5 h. seulement la rigidité se manifeste dans les mollets, et à 6 h. dans les cuisses. — Donc, tout au moins il y

première vue un petit amas de granulations fines ; en y mettant une certaine attention, on peut reconnaître qu'on a affaire à un groupe de petites goutelettes brillantes (probablement graisseuses.) Dans tout ce travail moléculaire la surface de l'hématie a diminué d'étendue.

Arrivée à ce point, l'altération ne progresse plus, à moins que le sang n'ait été traité directement par une solution concentrée de chloral dans l'eau ; alors il paraît y avoir dissolution des éléments figurés dans le liquide chloralisé ; les noyaux résistent la plupart du temps.

D'autre part il arrive souvent, si le dégagement de vapeur est tant soit peu intense, qu'un phénomène très-important fait son apparition et ne permet pas d'observer les dernières variétés d'altération ; je veux parler de la coagulation du sérum, ou, plus exactement, du plasma qui arrive souvent très-vite, en quelques heures. Les éléments figurés sont enclavés par cette solidification du liquide qui les entourait et masqués par l'opacité qui envahit toute la préparation en lui donnant l'aspect d'un fragment de blanc d'œuf cuit.

Ce fait de coagulation d'un liquide albumineux est d'une importance capitale; il domine toute l'histoire physiologique du chloral. — A lui seul il permet de comprendre la plupart des phénomènes locaux

---

a retard dans la production du phénomène quand la peau est seule à absorber ; par conséquent le chloral absorbé par le poumon joue un rôle.

3° Le train postérieur d'une autre grenouille, placée aussi dans la vapeur, est enveloppé par un sac de baudruche ; le tronc, les membres supérieurs et la tête sont seuls touchés par le chloral. L'animal reste une 1[2 heure sous la cloche; quand je le retire, j'observe que la peau des bras est blanchie, décolorée par le contact des vapeurs ; les bras sont déjà un peu raidis, les jambes, préservées par la baudruche imperméable, sont en résolution et ne se raidissent pas dans les 24 h. qui suivent.

Cet essai aurait une grande valeur pour éliminer l'influence de la diffusion, si l'on ne pouvait objecter que le lien constricteur placé autour des reins pour retenir le sac gêne ou arrête la circulation dans les membres inférieurs, de telle sorte que le chloral n'a pu y être charrié par le sang.

4° Le train postérieur d'une grenouille très-vigoureuse est sectionné au niveau de la naissance des cuisses ; l'une des jambes est dépouillée de sa peau, et dans cet état le tout est placé sous la cloche aux vapeurs.

et peut-être de quelques phénomènes généraux qui se déroulent sous les yeux de l'observateur attentif. — La rigidité musculaire et par suite l'abolition de la propriété contractile des fibres lisses et striées, la perte de conductibilité des nerfs, l'arrêt de la circulation capillaire, la désorganisation des surfaces épithéliales, tout cela dépend de la propriété coagulante du chloral. Ce faisceau musculaire qui blanchit et se durcit lentement au contact de la solution chlorale est un composé albumineux; il contient une grande quantité de liquide séreux dans lequel l'albumine est dissoute; c'est ce liquide qui se coagule; d'incolore il devient blanc, voilà pour le changement de couleur; de liquide il devient solide ou à peu près, voilà pour la rigidité; la portion solide du muscle, la musculine, substance albuminoïde, subit des modifications semblables. La contraction exige, pour se faire. certaines conditions de souplesse, de la part du tissu qui en est le siége; cette qualité nécessaire à l'accomplissement de la fonction disparaît dans le travail chimique qui s'opère; la conctractilité est abolie.

Les fibres musculaires traitées par le chloral sur un animal vivant, tel que la larve d'éphémère, présentent pendant la vie certains mouvements fibrillaires auxquels toutes les fibres d'un faisceau ne participent pas. Dans un cas, sur un muscle d'antenne composé de trois fibres seulement, celle du milieu fut prise de tremblements pendant que les deux autres restaient absolument immobiles.

Après 10 m. quand la cloche est enlevée, la rigidité est complète dans la jambe dépouillée; dans celle recouverte par la peau elle commence à peine. La peau peut donc, jusqu'à un certain point, être considérée comme un enduit protecteur; on voit encore par cette expérience que la rigidité (on l'a déjà vu aux points d'injection) se produit indépendamment de l'intervention des centres.

EXPERIENCE VIII

Montrant la destruction des propriétés sensitives et motrices par le contact du chloral avec le tissus nerveux.

1. CORDONS NERVEUX.

Un sciatique de grenouille est découvert sur toute l'étendue de la cuisse, et

Après la mort de l'animal les stries paraissent changer de disposition : elles ne forment plus de raies transversales perpendiculaires à l'axe de la fibre ; elles affectent une figuration en accents circonflexes. D'autres absolument granuleuses dans une grande partie de leur longueur, un peu rétrécies, conservent quelques stries en un point légèment renflé ou qui a conservé son diamètre normal.

Où la granulation existe, les stries sont invisibles ; cette granulation est l'indice de la coagulation du contenu du sarcolemme ; elle est la vérification microscopique de ce que l'on voit à l'œil nu.

La conductibililé des nerfs est abolie aussi. La coagulation de la myéline en est-elle la cause ? peut-elle nous en donner la raison ? Une réponse affirmative n'est pas possible ; ce qu'il y a de certain c'est qu'un filet nerveux touché par le chloral perd cette propriété (la conductibilité) et que dans ce filet un changement moléculaire s'est produit ; la modification anatomique est visible au microscope ; elle est représentée par l'apparition de granulations dans le tube nerveux ; toutes les parties contenues dans la gaîne de Schwann disparaissent ; le cylindre axe, la myéline avec son double contour sont invisibles ; on n'aperçoit plus dans l'intérieur de la gaîne qu'un contenu uniformément granuleux ; la myéline qui commençait à diffluer (1) c'est-à-

(1) Le phénomène nommé coagulation de la myéline est en réalité une diffluence, puisque la myéline s'écoule par l'extrémité sectionnée du tube nerveux. J'ai dû lui donner

quelques fragments de chloral sont déposés sur la partie moyenne ; ces fragments se fondent aussitôt ; de forts mouvements réactionnels, dénotant une vive douleur, se produisent en même temps ; le cordon nerveux paraît acquérir de la transparence.

10 m. après, le courant de la pince électrique ne passe qu'en partie.

Après 15 m. le segment chloralisé est imperméable. L'électrisation du cordon pratiquée au-dessus et au-dessous provoque la contraction des muscles animés par ces parties du nerf.

L'écrasement des doigts donne un vif mouvement réactionnel dans la patte gauche où le nerf est intact, tandis que le même écrasement pratiqué sur la patte droite laisse la grenouille indifférente.

Donc les propriétés sensitives et motrices sont détruites sur un nerf dans toute l'étendue soumise à l'action chlorale.

dire à présenter des ondulations et à s'écouler au dehors du tube par le bout coupé, est immobilisée au contact du chloral; la diffluence s'arrête; la granulation s'empare de la myéline et persiste; comme dans les hématies;cette granulation indique la coagulation de la partie albumineuse de l'élément en observation et elle coïncide avec l'abolition de la conductibilité nerveuse par l'action locale.

Sur un nerf vivant on met une goutte de chloroforme : on voit aussitôt chaque tube nerveux présenter, outre son contour de limite, le contour du cylindre-axe contenu dans le tube. Ici la myéline a été rendue transparente.

L'arrêt de la circulation capillaire coïncide aussi avec la coagulation des principes albuminoïdes du plasma et des hématies. On conçoit parfaitement que de liquide qu'il est, le plasma devenant quasi gélatineux, joue le rôle de bouchon dans les vaisseaux, et que l'effort du cœur devenant impuissant à déplacer l'obstacle la circulation s'arrête; c'est ce qui a lieu ; mais ce qui peut paraître extraordinaire au premier abord, c'est que le réseau capillaire devienne plus apparent qu'a-

son vrai nom parce qu'un enchevêtrement de termes, *coagulation* pris pour *diffluence* et *diffluence* pour *coagulation*, aurait jeté le trouble dans la description. — Comme je désigne un fait défini, toujours le même, par ce mot : coagulation, je ne pouvais pas sans devenir incompréhensible me servir du même terme pour désigner un fait absolument différent.

EXPERIENCE VIII *bis*.

2. MOELLE

10 h. 25 m. — La moelle d'une grenouille est mise à nu du côté du dos; sur la partie moyenne une goutte de solution ($\overline{aa}$ eau et chloral) est déposée.

Deux minutes après, les membres inférieurs sont dans la résolution commençante; les mouvements volontaires de flexion ne se font qu'avec beaucoup de peine pendant que les bras et les paupières, par leurs agitations, indiquent la volonté de finir. A l'excitation (après 5 m.) du segment empoisonné avec la pointe d'une épingle, il se fait d'abord un mouvement de tout le train postérieur, puis seulement des contractions fibrillaires dans les muscles des jambes.

vant l'arrêt de la circulation. Cette coloration plus foncée pourrait faire croire que le courant au lieu d'être arrêté s'est accru et que la quantité de sang a augmenté dans les vaisseaux, si l'on ne voyait manifeste-ment les hématies immobiles dans le canal vasculaire et si, d'autre part, dans les capillaires voisins (que le chloral n'a pas touchés), la circulation continuait à se faire régulièrement ; avec cela le calibre des capillaires paraît augmenté. Ces deux phénomènes sont expli-cables, je crois, par l'augmentation de l'épaisseur des hématies ; ces disques larges et très-minces chez la grenouille (l'observation se fait sur un de ces animaux) se gonflent au point que leur épaisseur, qui était à peine 1[20 de leur grand diamètre, devient égale ou supérieure au 1[4. Comme c'est à ces éléments que le sang doit sa couleur rouge, on conçoit que l'augmentation de volume produise l'effet que pro-duirait l'augmentation de nombre, que dans les deux cas le sang de-vienne plus foncé ; le gonflement rend compte en second lieu de la turgescence des vaisseaux.

Il importe de distinguer ici la coagulation produite par le chloral de celle qui survient naturellement dans le liquide sanguin après sa sortie des vaisseaux ; dans celle-ci nous assistons à la séparation des éléments du sang, à la formation d'un caillot, d'une part, et de l'autre à l'écou-lement par expression d'un liquide séreux *incolore*. Avec le chloral rien de semblable : le sang est coagulé en masse, la quantité de li-

---

10 h. 35 m. — L'excitation répétée des narines provoque des tentatives de fuite de la part du train antérieur (ruade douteuse).

Le contraste est bien frappant entre le train antérieur et le train postérieur. — Quand on tire sur une patte elle se laisse étendre inerte : si l'on tire sur un bras il résiste et s'infléchit vivement.

10 h. 45 m. — J'ajoute à la goutte de solution déposée au début un fragment de chloral cristallisé ; quand il est fondu, des convulsions se montrent dans le train postérieur, suivies de mouvements fibrillaires dans les muscles.

10 m. après la pince électrique qui faisait exécuter de grands mouvements aux jambes n'éveille plus que des contractions fibrillaires quand on l'approche du segment chloralisé. L'excitation mécanique n'y produit rien, tandis qu'au simple

quide exprimé est insignifiante, les éléments ne vont pas se grouper dans un ordre connu déterminé; ils n'en ont pas le loisir; ils se trouvent emprisonnés, immobilisés, dans la position qu'ils occupent, par le liquide épaissi qui les environne; ce liquide prend une consistance gélatineuse; il ne reste pas incolore ou légèrement citrin comme à l'état naturel : il *blanchit* en se coagulant.

Du sang d'écrevisse (qui se rapproche du sérum, où il n'y a pas d'hématies, où le principal élément figuré est le leucocyte) recueilli dans un verre de montre en assez grande quantité présentait une coloration rosée; après quatre ou cinq heures il s'est pris en gelée tremblante en conservant sa *transparence* et sa teinte rose clair; quelques gouttes de ce même sang soumises aux vapeurs de chloral dans plusieurs chambres de Butler se coagulèrent aussi, mais en devenant *opaques* et blanches comme du blanc d'œuf cuit.

La coagulation par le chloral est donc bien différente de la coagulation normale physiologique du sang; on ne peut les confondre.

A la surface des muqueuses le même phénomène se produit; quand la solution chlorale les a touchées, elles pâlissent et conservent un certain degré d'opalescence jusqu'au moment où l'épithélium attaqué, boursouflé, se détache et tombe; les couches sous-jacentes se montrent alors intactes avec leur couleur naturelle; sur la cornée la couche épithéliale désagrégée, blanchie, formant un leucome général, est en-

---

toucher du segment supérieur des mouvements réflexes se montrent aussitôt dans les bras.

EXPERIENCE VIII ter.

3. CERVEAU

5 h. 20 — La substance cérébrale d'une grenouille mise à nu, on place dessus une goutte de solution ($\overline{aa}$ eau et chloral); la première impression est douloureuse car l'animal pousse des cris répétés et fait pendant 3 ou 4 m. de violents efforts pour s'enfuir.

levée par le frottement des paupières et l'on voit ensuite au-dessous la cornée qui a conservé toute sa transparence; dans les deux cas, les tissus profonds ont été préservés par le revêtement épithélial qui a seul subi la décomposition. C'est toujours la même substance, une matière albuminoïde, azotée, qui était en présence du chloral (1); elle subit le sort de toutes celles du même genre, du même type : elle est coagulée.

Le microscope permet ici d'assister de plus près à la production de ce phénomène, fort gênant du reste pour l'observation.

Prend-t-on un fragment de muqueuse pour l'étaler sous l'objectif et bien voir sur les bords de la préparation les éléments épithéliaux et fait-on arriver une solution chloralisée au contact du tissu, presqu'aussitôt, si la solution est concentrée, en quelques minutes, si elle est étendue, la préparation de transparente qu'elle était devient nuageuse, puis opaque, à tel point qu'il n'est plus possible de voir ce qui se passe ; ce phénomène est surtout très-gênant pour l'observation des éléments du sang et empêche de suivre longtemps l'altération des hématies ; le sérum se coagule et s'opacifie au moment où la granulation s'empare de l'hémoglobine; la simultanéité de ces deux phénomènes à défaut de preuves meilleures militerait en faveur de leur similitude chimique.

(1) La gélatine retirée par l'ébullition des tissus muqueux et épithéliaux est une matière albuminoïde azotée.

Après cela il s'accroupit, les pupilles contractées.

5 h. 30 m. — Une nouvelle goutte, déposée au même point, laisse l'animal indifférent, la partie est insensibilisée par la première goutte.

Vers la 15e minute il est facile de voir que la sensibilité générale est conservée et paraît augmentée ; au moindre contact, au choc de la planchette, il y a un mouvement réactionnel. Ce qui est augmenté ici ce n'est pas la sensibilité, mais le pouvoir excito-moteur du centre médullaire.

Il se produit aussi des ruades spontanées.

5 h. 50 m. — La respiration est arrêtée.

La motricité n'est pas plus diminuée que la sensibilité, car à la traction les membres postérieurs se retirent vivement.

Les leucocytes du sang d'écrevisse continuent longtemps leurs mouvements sarcodiques dans le chloral; de plus ils ne reviennent pas à la forme arrondie. Quand leurs mouvements ont cessé, comme ils le font d'habitude, et ce qui est un signe de leur mort, ils continuent à envoyer des prolongements de toute forme dans toutes les directions jusqu'à un moment où ils sont *immobilisés sur place* dans la position, quelle qu'elle soit, qu'ils occupent à ce moment ; tout porte à croire qu'ils sont surpris par la coagulation du sérum qui se fait autour d'eux et qu'ils se trouvent enclavés, retenus à la fois par tous les points de leur surface, dans l'impossibilité de contracter leurs expansions. Cette observation est très-facile à faire avec du sang d'écrevisse.

Il ne se développe jamais dans le sérum chloralisé aucun infusoire, vibrion, bactérie ou monade ; d'où l'on peut présumer l'existence du pouvoir antiputride du chloral.

(*B*) CHLOROFORME

Le chloroforme agit très-rapidement sur les éléments du sang, ainsi que peut le faire présumer la rapidité de sa volatilisation; la vapeur envahit la chambre close à l'instant où l'on en dépose sur l'éponge préparée à cet effet une goutte, aussi petite qu'elle soit ; les hématies sont immédiatement étirées, déformées, dentelées ; leur coloration jaune disparaît presqu'aussitôt ; l'hémoglobine disparaît aussi ; en cinq minutes les noyaux seuls restent visibles ; ils sont très-brillants, hya-

---

Après ce temps l'absorption se faisant, la résolution arrive par diffusion.

Les humeurs de l'œil sont devenues opaques; c'est le fait de la coagulation des éléments albuminoïdes de ces humeurs ; à première vue et avant de les ouvrir, les yeux paraissent atteints de cataracte.

EXPÉRIENCE IX

Application directe de chloral et de chloroforme sur le cœur afin de comparer leur action.

(*A*) CHLORAL

9 h. 58 m. — Le ventre d'une grenouille est ouvert; le cœur bat 22 à la 1|2 m.,

lins; ils ressemblent à des leucocytes de forme ovale, mais leur contour est moins foncé, la ligne de circonférence est moins épaisse. Cependant je me garde bien de dire qu'ils ne peuvent pas être distingués des leucocytes; ceux-ci sont faciles à reconnaître à la forme ronde qu'ils ont prise tout de suite et qu'ils conservent. Contrairement à ce qui s'est passé avec le chloral, leurs mouvements ont été arrêtés presque subitement, et ils ont pris la forme indiquant qu'ils ont cessé de vivre.

Le sérum ne paraît pas coagulé, il a conservé toute sa transparence.

Pendant trois jours aucune modification nouvelle ne se produit, seulement le sérum prend peu à peu une coloration jaune clair très-nette.

En regardant avec beaucoup d'attention et en faisant varier le jour, on parvient à voir autour des noyaux une ligne d'une ténuité extrême, vestige du contour des hématies.

Sous les leucocytes du sang d'écrevisse, on observe, au lieu de l'immobilisation au milieu des mouvements sarcodiques comme avec le chloral, la réfraction d'une partie de la substance (devenue granuleuse) vers le noyau, en même temps qu'il se fait une sorte d'évolution du reste autour de deux pôles; cet ensemble est contenu dans une vésicule claire; on ne voit pas de prolongements; il y a deux circonférences concentriques : l'intérieure est la moins granuleuse.

Il ne se développe pas d'infusoires dans le sérum chloroformé.

---

son volume est égal à celui d'un pois — le péricarde est déchiré et je dépose avec la pointe d'un pinceau *une petite goutte* de solution $\overset{\sim}{aa}$ sur le cœur — le contact est douloureux, car une agitation notable se produit.

Le nombre des battements ne change pas *tout d'abord*, mais, après une minute, il diminue rapidement ;

10 h. 2 m. — L'énergie des contractions est moindre; l'oreillette droite est distendue, lisse, couleur rouge-cerise; l'oreillette gauche est moins dilatée; le ventricule est resserré, roux.

10 h. 5 m. — La contraction devient rare et très-faible (5 à la 1[2 m.); de temps

(*C*) MODIFICATIONS NORMALES

Le sang de grenouille déposé dans la chambre de Butler sans avoir subi aucune préparation présente normalement les altérations suivantes :

Le premier jour, rien;

Le deuxième jour, des gouttelettes brillantes (de graisse) se sont formées dans l'hémoglobine, principalement sur les bords des hématies près de la ligne circonférentielle; les noyaux sont à peine visibles, hyalins; ils se détachent en blanc pâle sur le jaune clair de l'hématie.

Le troisième jour, les gouttelettes graisseuses ont disparu; quelques hématies tendent à s'arrondir et à devenir granuleuses; genéralement elles commencent à se décolorer.

Le quatrième jour, toutes les hématies sont granuleuses, un peu décolorées, plus ou moins arrondies; la granulation du noyau est très-fine. On voit des hématies qui ont perdu leur granulation en totalité ou en partie, et sont redevenues par conséquent plus ou moins hyalines; leur noyau a conservé ses granulations.

Les leucocytes du sang d'écrevisse présentent un noyau granuleux environné de substance presque hyaline avec une auréole rayonnée, qui paraît provenir de la substance enveloppant le noyau.

Il se développe dans le liquide séreux une foule d'infusoires (vibrions et bactéries) sous forme de points brillants, qui se meuvent dans tous les sens.

---

en temps il y a une secousse convulsive de tout le corps, accompagnée de tremblements dans les doigts.

10 h. 7 m. — L'oreillette droite est seule en mouvement, et c'est plutôt une oscillation qu'une contraction qui se produit.

A 10 h. 15 m. — c'est-à-dire en 17 m., l'arrêt du cœur est complet. Après cet arrêt, il y a quelques mouvements d'ensemble de tout le corps; ils se font dans le sens de l'extension.

A 10 h. 20 m. — il y a encore réponse à la piqûre.

(*A*) CHLOROFORME

a 24 pulsations à la 1ṛ2 m.

MODIFICATIONS FONCTIONNELLES

Dans toutes les expériences j'ai constaté que la circulation s'accélérait au début; ce fait coïncide avec la période d'excitation primitive; elle dénote une incitation plus grande venant des autres. On peut constater aussi que la tension artérielle est augmentée, le pouls peu dépressible est si rapide qu'il ne peut être compté. Mais bientôt cette activité fait place à une période de calme pendant laquelle les vaisseaux se dilatent outre mesure et la chaleur augmente dans les tissus ainsi congestionnés. Le ralentissement dans le jeu de l'organe central coïncide avec la diminution de la tension vasculaire qui s'efface peu à peu pendant que la circulation capillaire diminue; d'où, après chaleur et dilatation vasculaire, pâleur des organes et abaissement de la température du corps. Cependant le rythme des battements du cœur ne subit pas de modification sensible : il y a quelquefois irrégularité, mais pas diminution notable (au-dessous de la moyenne normale). Ce qui varie, c'est l'énergie de l'impulsion, et, sur les petits animaux aquatiques transparents, tels que larves d'éphémères et daphnies, on peut voir au microscope le cœur dorsal battant régulièrement *un même nombre de fois* à la minute, jusqu'au moment où il s'arrête. Le nombre des impulsions de l'organe central ne diminue pas peu à peu avant de cesser, les battements du cœur s'arrêtent presque tout à

---

10 h. 34 m. — Le péricarde étant divisé, la première goutte de chloroforme est appliquée sur le cœur; comme l'agent est très-volatil, une nouvelle goutte est placée toutes les deux minutes. Le volume du cœur, celui des oreillettes en particulier, augmente. Il y a des mouvements réactionnels.

Après 5 m., il n'y a que 16 pulsations.

Après 10 m., 6 seulement.

Les oreillettes sont considérablement distendues; elles ont chacune au moins le volume qu'avait le cœur avant l'expérience; leur couleur est groseille.

Après 15 m., suspension des battements; ce n'est qu'une suspension; le chloroforme n'étant plus renouvelé, la contraction se rétablit en 5 m.

A 2 h. le cœur est dégonflé; il fonctionne toujours.

coup; on ne voit plus, au moment de l'arrêt, qu'une faible oscillation du liquide sanguin dans les vaisseaux au lieu d'un courant rapide, de façon qu'on serait tenté de croire que ce liquide, devenant de plus en plus épais, est la cause mécanique de l'obstacle apporté à la transmission de l'impulsion cardiaque. Ceci coïnciderait avec ce que nous savons déjà de la coagulation du sérum et avec ce qui se passe chez l'animal en observation au moment où le cœur s'arrête : on voit la transparence diminuer et être remplacée en quelques minutes par une opacité marquée, indice de la coagulation des parties liquides de cet organisme.

Sur les chiens tués avec les hautes doses de chloral pour savoir si la mort arrivait par syncope ou par paralysie des muscles inspirateurs, j'ai vu le nombre des mouvements respiratoires se maintenir dans les limites normales (34 à la minute) puis s'arrêter tout à coup ; le ventre et le diaphragme ouverts aussitôt permettaient de voir le cœur *arrêté*, gros, dur ; ouvert quelques minutes après, on voyait qu'il était distendu par du sang coagulé remplissant les cavités ; ce sang était plus consistant à gauche qu'à droite.

L'état de la circulation capillaire pendant ce temps est en harmonie avec l'état du cœur ; on voit sous le microscope, sur la patte d'une grenouille ou la queue d'un têtard, la *rapidité* du courant diminuer sans que le *nombre* des poussées varie beaucoup, puis les hématies

---

EXPÉRIENCE X

Montrant l'arrêt du sang dans les capillaires sous l'influence de l'application directe du chloral. — Cautérisation des tissus superficiels touchés par lui.

La membrane interdigitale d'une grenouille est étalée sous le champ du microscope. La circulation se fait très-bien, et l'on voit rouler les globules dans les capillaires ; à chaque impulsion du cœur leur vitesse augmente.

Je place une goutte de chloral (solution $\tilde{a}a$) sur la membrane étalée ; le cours du sang est arrêté brusquement, et le réseau capillaire devient plus apparent ; le contenu du vaisseau paraît plus rouge, plus foncé.

s'arrêtent dans certains capillaires (les plus petits) tandis qu'elles roulent encore dans d'autres plus gros, chassées moins énergiquement mais un même nombre de fois dans un temps donné.

Dans les capillaires plus gros le sang s'arrête bientôt et la stase remonte de proche en proche jusqu'au cœur.

A ce moment, les hématies arrêtées et très-visibles ne présentent aucune altération appréciable. Le calibre des vaisseaux ne paraît pas diminué.

Dans la membrane du doigt voisin, la circulation n'a éprouvé aucune modification; elle est aussi active que tout à l'heure.

Le point touché par le chloral a pris (à la surface) une teinte opale, blanchâtre.

La grenouille est replacée dans l'eau; le lendemain (18 heures après l'expérience), la membrane, vue à la loupe, présente au point touché une véritable ulcération superficielle avec ses bords taillés à pic; destruction des tissus jusqu'à une certaine profondeur uniforme dans toute son étendue; sur les bords, en certains points, l'épiderme blanchâtre, boursouflé, se détache aisément des parties sous-jacentes auxquelles il n'adhère plus.

ACTION DIFFUSÉE

SUR L'APPAREIL NERVO-MUSCULAIRE

(Voir. Exp. VII. — Exp. XI. — Exp. XII. — Exp. XIII. — Exp. XIV.)

Avant que le cœur soit arrêté, comme nous venons de le voir, la circulation a transporté dans les tissus le sang et le chloral qu'il contenait ; les centres nerveux sont atteints par lui, les animaux pré-

DEUXIÈME SÉRIE

Relative à l'action diffusée

EXPÉRIENCE XI

Montrant la diminution, d'abord de la motricité, et en second lieu de la sensibilité par les doses moyennes. — Retour.

9 h. — A une grosse grenouille vert clair, très-vigoureuse, très-musclée, ayant subi la ligature de l'iliaque droite, j'injecte au bras gauche 0,^{gr}·02 de chloral (solution au 1|5).

Deux secousses violentes pendant que je pousse l'injection ; déliée, elle s'agite violemment pendant plus de 5 minutes ; il y a donc bien douleur, et douleur très-vive au contact.

Après 10 minutes, la respiration commence à devenir irrégulière, l'inspiration est plus profonde ; 26 respirations à la 1|2 minute. Les quatre membres sont fléchis.

Après 15 minutes, la membrane clignottante des yeux est fermée ; 28 resp.

Après 20 minutes, les membres sont retirés vivement, excepté le bras injecté qui est un peu raidi. La cornée est sensible, la peau devient plus foncée ; la respiration est rare, irrégulière, le nez à terre.

Après 30 minutes, les membres postérieurs, étendus, ne sont retirés que 4 mi-

sentent un certain degré d'excitation, une agitation assez vive se produit, mais bientôt les phénomènes de l'ivresse se montrent et font des progrès rapides : les chiens qui ont avalé du chloral ont une démarche incertaine après quelques minutes ; ils titubent et se heurtent aux meubles, puis ils tombent, se relèvent pour faire une nouvelle chute ; le train postérieur fait défaut le premier, de sorte qu'aux premières chutes le chien a l'air de s'asseoir. Quand la marche et la station sur les pieds sont devenues impossibles, les animaux étendus par terre ne tardent pas à s'endormir ; si la dose ingérée a été faible, le sommeil est tranquille et se passe sans accident ; le pouls, un peu accéléré au début, comme je l'ai dit dans le chapitre précédent, ne tarde pas à reprendre ses allures habituelles, la respiration se fait

---

nutes plus tard. Cette extrème lenteur dans la réponse implique une lenteur pareille dans la perception de l'impression. On retrouve, à un certain moment, dans toutes les expériences avec le chloral ce phénomène bien marqué. Il se montre pendant la période intermédiaire au fonctionnement normal de la *conductibilité* des nerfs et à l'abolition de cette propriété ; la presque instantanéité de la transmission des impressions aux centres et l'égale rapidité de la réponse aux incitations du dehors ne sont pas détruites tout d'un coup ; il y a des étapes entre l'activité première et l'inertie de la fin. L'arrèt de la fonction n'est pas brusque, il est graduel ; entre une vitesse représentée par 100, et l'absence de vitesse représentée par 0 ; il y a des vitesses intermédiaires, 50, 25, 10, etc. C'est à l'une d'elles que nous avons affaire pour le moment ; mais la modification moléculaire des éléments nerveux n'es pas assez profonde pour arrêter le courant, elle en retarde seulement la marche avant de l'intercepter tout à fait. Le bras injecté raidi, écarté du tronc, est néanmoins un peu sensible au pincement des doigts.

Après 40 minutes, la motricité commence à diminuer dans la patte gauche (empoisonnée) ; il n'y a plus de respiration. — 22 pulsations.

10 h. — A l'extension, la patte préservée (droite) est retirée *seule* ; brûlée à l'aiguille, elle est retirée complétement, et cette rétraction est suivie de plusieurs mouvements de tout le train postérieur. La patte gauche brûlée de la même façon n est pas retirée ; il y a seulement un petit mouvement sur place du mollet et du pied. (En une heure une faible dose de chloral a bien diminué la motricité ; la sensibilité paraît plus intacte.)

10 h. 20 m. —. La cornée est insensible, la peau de plus en plus foncée.

10 h. 40 m. — Les excitations diverses sont renouvelées ; les résultats sont les mèmes que tout à l'heure ; de plus, on peut voir que la sensibilité n'est pas

naturellement, sans effort. Mais si la quantité de chloral est augmentée, la résolution musculaire fait son apparition, accompagnée d'une insensibilité marquée, mais non en rapport avec le degré de révolution. — Ce n'est qu'après l'abolition de la tonicité des muscles, et si l'on augmente encore la dose, qu'un phénomène nouveau se montre bien nettement, attestant par sa présence l'augmentation manifeste du pouvoir excito-moteur des centres. — Je veux parler des convulsions. Au milieu du relâchement de tous les muscles, on voit se produire peu à peu un tremblement léger. Au commencement c'est une simple vibration à peine visible et qu'on ne perçoit bien qu'en posant la main sur le dos de l'animal, puis il augmente et redouble *au moment de l'inspiration*, alors qu'un effort musculaire a lieu,

---

atteinte au même degré que la motricité dans la patte empoisonnée, car, tandis qu'elle reste *immobile* au contact de l'aiguille rougie, il se produit un mouvement réflexe dans la patte réservée, indiquant :

1° Que l'impression est apportée aux centres récepteurs ;

2° Que le pouvoir excito-moteur de ces centres n'est pas aboli.

11 h. — Le membre préservé est toujours dans la flexion tonique ; l'autre est étendu, en résolution ; dans le premier il se produit des mouvements (d'apparence spontanée) relativement énergiques, étendus, fréquents ; dans le second ces mouvements, presque nuls, se réduisent à l'excitation des doigts. Dix minutes après, la grenouille se laisse indifféremment suspendre par l'un des 4 membres sans faire de mouvement

A 2 heures, l'expérience est reprise : les yeux sont ouverts, saillants ; la pupille à demi-contractée ; pas de respiration. La cornée touchée ne se retire pas ; la peau de la patte préservée est plus claire que celle du reste du corps (est-ce dû à l'anémie?) ; parois du ventre aplaties. — 22 pulsations bien apparentes à travers le sternum.

Au pincement des doigts la patte préservée se contracte sur place ; la patte empoisonnée reste immobile.

Renversée sur le dos, la grenouille subit, à 3 reprises, la brûlure de la patte liée, et 3 fois il se produit un mouvement dn tronc ; la patte chloralisée est brûlée 3 fois, mais aucune réaction ne se produit.

50 minutes plus tard le pincement énergique de la patte préservée provoque un mouvement de retrait de cette même patte ; rien de pareil dans le membre symétrique. Les secousses imprimées à tout le corps éveillent de petits mouvements dans les membres ; la coloration de la peau s'éclaircit sensiblement ; les mouve-

qui joue le rôle d'excitant. Le tremblement augmente d'intensité par la suite jusqu'à présenter la forme et l'énergie des saccades produites par les faibles doses de strychnine ; les secousses sont provoquées comme avec la strychnine par les excitations diverses, seulement, avec le chloral, il est nécessaire, pour faire éclater les accès, d'employer des moyens plus énergiques. Le plus léger ébranlement, le frôlement de la peau suffisent avec la strychnine ; avec le chloral, il faudra un pincement, la traction d'un membre, le râclement des téguments par exemple, pour arriver au même résultat ; mais il n'y a là, je crois, qu'une question de degré ; le phénomène est le même dans les deux cas.

Ces convulsions se produisent toutes les fois qu'on donne de hautes doses de chloral par prises successives, de façon que l'effet de la pre-

---

ments spontanés deviennent plus nombreux, moins faibles ; la cornée droite (du côté opposé à l'injection) paraît recouvrer un peu de sensibilité.

3 h. 35 m. — Le membre préservé (le droit) répond au pincement ; le gauche non.

4 h. 45. — La pupille gauche (côté de l'injection) est très-contractée ; néanmoins, la sensibilité est revenue comme dans la cornée ; de ce côté comme à droite, tous phénomènes de retour qui s'affirment depuis 2 heures. A 10 heures 1[2 la grenouille est de nouveau examinée et trouvée manifestement dans la période de retour, fléchissant également les deux membres postérieurs, retirant au pincement la patte intoxiquée, cherchant à fuir si on la saisit par la patte qui porte la ligature. Elle fait une chute sur le dos et se replace sans aide sur les pattes ; la pupille est plus dilatée à droite (du côté opposé à l'injection).

Le lendemain matin, à 7 h. 30 m., je la retrouve dans la position qu'elle occupait quand je l'ai laissée, les 4 membres fléchis ; la respiration se fait assez naturellement, mais il est impossible de voir battre le cœur ; la peau est sèche.

Dans l'après-midi, à 2 h. 1[2, elle est trouvée morte, les muscles des cuisses se contractent à la pince électrique agissant directement sur eux ; ils se contracten moins s'ils reçoivent le courant par l'intermédiaire des sciatiques (donc le ner perdrait le premier sa perméabilité au courant).

Le cœur est petit, le ventricule roux, ratatiné ; les oreillettes peu distendues, rouge vineux, se contractent faiblement.

Le poumon gauche est très-distendu par l'air, le droit moins. Cette distension du poumon *du côté injecté* me paraît due à la paralysie par voisinage des muscles thoraciques de ce côté ; ceux du côté opposé ayant conservé leur tonicité maintiennent le poumon dans ses dimensions normales ; le foie est brun.

mière ne soit pas dissipé au moment où l'on introduit la seconde et ainsi de suite ; ces conditions se trouvent réalisées par les injections répétées de quart d'heure en quart d'heure, et mieux encore par les inhalations. J'ai observé les faits que je rapporte toutes les fois que j'ai procédé comme je l'indique ; je les ai constatés chez les animaux à sang froid, les grenouilles ; sur les oiseaux et les mammifères supérieurs (lapin, chien), sur l'un de ces derniers pendant une heure et demie.

Il est bien certain, d'après cela, que les centres nerveux sont le siége d'une surexcitation considérable.

On peut placer, à côté des convulsions, des faits d'un autre ordre, mais qui se rattachent à ceux-ci par la communauté de la cause qui

---

EXPÉRIENCE XII

Montrant bien : 1° l'augmentation du pouvoir excito·moteur des centres — 2° l'abolition par diffusion de la contractilité musculaire et de la conductibilité nerveuse. Ces faits sont mis en évidence par l'artifice de la ligature de l'artère dans un membre, de la section du nerf dans un autre.

(A) CONVULSIONS CHEZ LES ANIMAUX A SANG FROID

9 h. 50 m. — Une très-grosse grenouille verte préparée par la ligature de l'artère iliaque à gauche, et la section du sciatique, à droite, reçoit aux deux bras une injection de 0,^{g} ·035 de chloral (solution au 1|4) ; — contraction saccadée convulsive des muscles du dos produisant chaque fois l'extension forcée de la tête.

Après 10 m. les pupilles sont manifestement contractées, les yeux demeurent saillants, les pattes sont fléchies, rapprochées du corps, et les bras déjà raidis.

Après 15 m. 21 respirations ; les pattes se laissent étendre sans résistance mais *un instant après* se retirent d'elles-mêmes, la gauche plus complétement que la droite ; tout le pied et le mollet restent en arrière, comme le pied traînant d'un paralytique ; la cuisse seule agit parce qu'elle reçoit quelques filets moteurs des nerfs du bassin.

10 h. 15 m. — La patte préservée a conservé sa sensibilité au pincement et à la brûlure ; elle résiste à l'extension. A la brûlure légère il y a contraction sur place des muscles du pied et du mollet ; à la brûlure profonde il y a rétraction de toute la patte avec mouvement d'ensemble de tout le corps (moins la patte droite bien entendu) dans le sens de la fuite, dénotant la persistance d'activité du centre cérébral.

les détermine, à savoir l'augmentation de l'excito-motricité des centres;
néanmoins ils diffèrent des premiers en ce qu'ils sont sous la dépendance d'un système différent de nerfs et qu'ils se montrent plus tard ,
à l'époque où les convulsions ont cessé, et quelquefois lorsque la motricité renaît. C'est la contraction des plans musculaires lisses qui
donne lieu au vomissement, à l'écoulement involontaire d'urine ou
au rejet des matières fécales. Cela s'explique par le défaut d'équilibre
entre la puissance des muscles lisses et des muscles striés au même
moment; ainsi, pour la vessie, les fibres lisses des parois de l'organe sous
la dependance du sympathique excité, se contractent, pressent sur le
liquide accumulé dans le réservoir, et lui font franchir aisément l'obstacle représenté par la résistance du sphincter, résistance illusoire,

---

La patte droite dont le sciatique est sectionné est naturellement indifférente à
toute excitation.

Après 35 m. la respiration devient intermittente ; les yeux rentrent dans l'orbite,
les paupières se ferment, les pupilles sont peu contractées.

Après 50 m. la patte gauche (préservée) répondant toujours bien aux excitants
en se rétractant complétement, ne se retire quand on l'étend, qu'à demi, et un instant après. — On remarquera que si ses nerfs sont à l'abri du chloral, il n'en est
pas de même des racines lombaires (d'où naît le sciatique), qui se trouvent au-
dessus de la ligature et subissent ainsi l'action diffusée du chloral; le ralentissement dans la marche d'un courant faible s'explique par ce fait.

10 h. 45 m. — Renversée sur le dos elle ramène la patte gauche dans la flexion
tonique, la droite restant toujours étendue, fait quelques inspirations et laisse voir,
le cœur battant 17 fois à la 1[2 m. paraissant gonflé, et soulevant le sternum.

Mais voici que l'augmentation du pouvoir excito-moteur des centres est bien mis
en évidence (nous sommes à une heure du début de l'expérience); la grenouille
étant toujours sur le dos, quand on passe rapidement la pointe d'une aiguille sur la
peau du ventre, du thorax ou de la gorge, on provoque, comme dans la strychnisa-
tion, un mouvement réflexe convulsif dans les bras et la jambe préservée. — Dans
cette patte la contraction convulsive est suivie d'un mouvement de rétraction plus
lent, qui paraît se faire sous l'influence de la volonté et dénote la persistance d'une
certaine activité dans le centre cérébral au moment où nous constatons un surcroît
de cette activité dans le centre médullaire. .

J'ai dit tout à l'heure : convulsions dans les bras; il faudrait dire dans les épaules,
car bras et avant-bras sont raidis par l'injection.

La ressemblance de ces convulsions et de celles qu'on fait éclater au moindre

puisque les fibres striées dont le muscle se compose sont commandées par des filets nerveux de la vie animale, actuellement paralysés.

Les mouvements respiratoires — j'ai déjà parlé d'eux à propos de la circulation qui leur est si étroitement liée chez les animaux à sang chaud — reflètent, eux aussi, les phases diverses de l'action chlorale sur les centres ; d'abord accélérés, dans les premiers moments, alors que le pouls est si rapide, que l'agitation générale du début se manifeste, ils se calment bien vite et se font avec calme, aisance et régularité pendant le période de sommeil et de résolution musculaire peu avancée; je dis peu avancée parce qu'à la fin, quand le relâchement est très-prononcé dans les muscles des membres, il apparaît dans les muscles inspirateurs à leur tour et l'expansion du thorax se fait mal,

---

contact chez une grenouille strychnisée est frappante ; seulement avec le chloral il faut, pour les déterminer, une excitation plus forte qu'avec la strychnine.

Pendant un 1[4 d'heure, elles sont très-manifestes, mais leur énergie va en décroissant.

Les pupilles sont toujours peu contractées; la cornée touchée se retire, l'excitation des narines fait saillir les yeux, mouvoir la jambe préservée et redresser la tête une ou deux fois.

EXPÉRIENCE XII *bis*

Le lendemain, 12 h. après le début de l'expérience, le ventre est ouvert ; le cœur, gros comme une noisette, violet foncé, oreillettes et ventricules gorgés de sang, le cœur, dis-je, est insensible à l'électricité ; les poumons sont affaissés; le foie jaune roux. — 3 h. après, je reprends l'examen des organes; — je trouve le cœur dégorgé, la piqûre le fait contracter; l'électricité fait jouer un peu les oreillettes.

Les pattes sont : l'une (la droite) empoisonnée, insensible au courant n° 2 1[2 de l'appareil de Trouvé ; le bout périphérique du nerf sectionné (qui a été, comme les muscles de cette patte, touché par le chloral charrié par le sang) est électrisé ; il est imperméable au courant ; — l'autre (la gauche), préservée par la ligature de l'iliaque, se contracte au passage d'un courant bien plus faible n° 1 1[2; — la contraction a lieu par l'électrisation appliquée directement sur les muscles ou leur arrivant par l'intermédiaire du nerf; ce même nerf qui a conservé sa perméabilité au delà de la ligature ne la possède plus au-dessus : cette partie a été baignée par le chloral.

avec lenteur, péniblement; le nombre et l'amplitude des mouvements musculaires diminue. Mais avant d'atteindre ce degré, il arrive souvent que les convulsions se montrent; la respiration participe à ce trouble de la motricité et joue même un rôle provocateur dans la production du tremblement initial; ce dernier coïncide avec la contraction des muscles inspirateurs; plus tard le diaphragme se resserre convulsivement comme tous les muscles, et la respiration se fait irrégulièrement, par saccades. Il est regrettable qu'à ce moment les fortes secousses vibratoires dont tout le corps est le siége ne permettent pas d'observer parallèlement l'état du cœur; il serait intéressant de savoir si son jeu est normal ou si, au contraire, il est influencé comme les autres muscles; si sa contraction est régulière ou non; s'il n'est pas

---

Tout ce qui a été touché par la dissolution du chloral dans le sérum du sang a subi une altération ; les muscles ont perdu leur contractilité, les nerfs leur conductibilité. Nous trouvons ici la preuve de la similitude parfaite des effets locaux et des effets diffusés. (1)

On est certainement en droit de se demander en présence de ces faits si leur ressemblance n'implique pas la probabilité d'une cause unique —il est certain que dans une application locale pour l'explication des effets topiques on ne songe pas à invoquer une transformation du chloral ; les modifications produites sont bien dues à son action propre, à sa seule influence, et l'on a pu voir dans le chapitre des effets locaux combien différentes sont les modifications produites par les applications locales du chloroforme. Cependant il est admis par beaucoup de personnes qu'à l'intérieur ce n'est plus le chloral qui agit ; le chloral dans le sang n'est plus lui, il s'est transformé en chloroforme et c'est comme chloroforme qu'il fait sentir son action:— si cela est, pourquoi les effets diffusés ne sont-ils pas différents des effets locaux ; pourquoi cette divergence entre les effets topiques des deux agents ne se retrouve-t-elle pas dans les effets généraux? — Tel nous avions vu le chloral, tel il se représente à notre observation. Le chloroforme a modifié son allure, nous ne le reconnaissons pas. Et puis nous sommes à 13 h. du début de l'expérience ; le chloroforme éminemment volatil aurait disparu depuis bien longtemps de l'orga-

---

(1) Cette expérience importante, fondamentale, a été renouvelée souvent, et a donné constamment les mêmes résultats ; elle est répétée en présence du Dr Martin-Damourette avec une très-grosse grenouille sur laquelle nous pûmes constater que le cordon nerveux perd ses propriétés avant le muscle ; ce dernier est excitable par l'électricité alors que le nerf est absolument imperméable au courant employé et même à un courant plus fort.

possible qu'un de ces spasmes soit assez puissant pour enrayer tout à coup le fonctionnement de l'organe; en un mot, si la mort ne peut pas, à cette période, arriver par syncope.

Mais il y a plus que tout cela dans l'action du chloral: il abolit, *par diffusion*, la contractilité musculaire; il détruit la conductibilité des nerfs. Ces faits très-importants sont mis en évidence et démontrés par l'artifice employé dans l'expérience XII, et dans un grand nombre d'autres du même genre que je ne rapporte pas, afin d'éviter des redites fastidieuses.

On voit, à la lecture de celle-là, qu'après un certain nombre d'heures de 12 à 18 chez les grenouilles qui absorbent lentement et éliminent plus lentement encore, parce que le premier effet du chloral est de sus-

---

nisme, surtout si l'on observe que le ventre est ouvert depuis 3 h.; le chloral incomparablement moins volatil, plus fixe, peut poursuivre son action plus long-temps, la pousser plus loin.

La raison de cette uniformité d'effets, celle de leur stabilité, de leur persistance, me paraît résider dans l'identité de la lésion élémentaire ; — elle est, à mon avis, toute entière dans la coagulation de la matière albuminoïde des éléments anato-miques. La partie séreuse des tissus est coagulée par le chloral comme le sérum du sang; — Certes la modification de constitution est assez profonde, assez durable pour rendre compte des modifications fonctionnelles.

EXPÉRIENCE XIII

(B) CONVULSIONS CHEZ LES OISEAUX

5 h. 17 m. — Un moineau est soumis aux inhalations de vapeur chlorale sous une cloche d'un litre. — Agitation violente tout d'abord.

Après une minute le bec s'entr'ouvre pour respirer.

Après 2   —   l'agitation diminue, les pattes s'écartent.

Après 3   —   les paupières se ferment. 28 inspirations 1|2.

Après 5   —   vomissement, suivi immédiatement de grands mouve-ments désordonnés, convulsifs et de chute sur le flanc. — On voit que la parésie musculaire et les phénomènes convulsifs marchent de pair. — 25 insp.

3 m. après, nouvel accès convulsif, nouvelle chute; la respiration est irrégu-lière.

5 m. se passent dans la tranquillité, puis convulsions auxquelles les ailes parti-cipent et chute pour la troisième fois: les yeux sont fermés, les ailes sont pendantes en résolution, 23 resp.

pendre leur respiration, on voit, dis-je, le membre préservé continuer à se contracter à l'électrisation portée directement sur ces muscles ou arrivant par l'intermédiaire des cordons nerveux, alors que la patte empoisonnée demeure immobile, lorsqu'on cherche à l'exciter par le même courant ou un courant plus fort agissant à travers les filets nerveux ou directement sur la fibre musculaire.

Ce qui donne à cette expérience nette, précise, plus de valeur encore, c'est que le membre préservé, celui qui a conservé ses propriétés que le courant électrique met en évidence, se trouve dans les plus mauvaises conditions pour donner des résultats; il a eu à supporter une anémie prolongée; cette anémie à elle seule suffirait pour rendre inertes muscles et nerfs, si on la prolongeait encore quelques

---

5 h. 45 m. — c'est-à-dire 30 m. après le début de l'expérience: il y a de petites secousses qui font vibrer tout le corps et redresser la tête; les pattes sont pliées sous le ventre, les doigts crispés, 16 resp.

5 h. 52 m. — Après 35 m. les paupières s'ouvrent un instant; les pattes fléchies sous le ventre s'étendent, la respiration s'arrête brusquement.

Les muscles en résolution sont électrisables; le cœur ne l'est déjà plus.

EXPÉRIENCE XIV
(C) CONVULSIONS CHEZ LES MAMMIFÈRES.

3 h. 20. — A une jeune chienne, très-vive, pesant 2,000 gr. j'injecte 0$^{gr.}$,75 de chloral (en solution au 1[5) sous la peau du ventre.

Il y a douleur, car après l'injection l'animal cherche à se mordre la peau du ventre.

Pendant 1[4 d'heure rien ne se produit; ce temps écoulé, le chien, qui était très-alerte et courait constamment dans la chambre, se couche en rond sur un tapis.

5 m. après il a des tremblements avec tendance à se dérouler. Je l'appelle, il lève la tête, mais reprend sa position.

A 4 h. je lui fais, en 3 fois, une injection nouvelle de 0,75 de chloral.

A la première piqûre il soulève péniblement la tête et la laisse retomber.

A la deuxième il se réveille et bâille plusieurs fois; je lui fais la troisième pendant qu'il est éveillé, mais le besoin de sommeil est si grand qu'il se rendort en gémissant pendant que je pousse le piston; les tremblements sont presque complétement suspendus, la respiration est tranquille, aisée, 28 à la 1[2 m.; le pouls est si rapide qu'il ne peut être compté.

4 h. 20 m. — La résolution est très-avancée, néanmoins le pincement du bout

heures; par conséquent, elle a déjà beaucoup diminué l'énergie de la réaction musculaire possible. Malgré cela, la différence dans la réponse est radicale; le résultat de l'expérience est donc bien complet.

Un autre résultat peut-être mis en lumière : si l'on examine une ou deux heures plus tôt le membre empoisonné seul et si l'on électrise tour à tour le filet nerveux et le muscle qu'il commande, on constate que le premier des deux qui perd ses propriétés, c'est le filet nerveux, — les fibres musculaires sont encore douées d'une contractibilité bien visible — que le nerf est absolument imperméable.

Vient-on à étudier le nerf du membre préservé, on constate, en portant la pince au-dessus et au-dessous de la ligature artérielle, que dans la partie supérieure (baignée par le chloral) le courant ne passe

---

de la queue réveille le chien qui se dresse sur les pattes, marche, mais en titubant, se heurtant et tombant presque à chaque pas, puis il se couche pour se rendormir. La pupille est difficile à voir car ce chien a l'iris très-noir ; elle paraît cependant commencer à se contracter.

4 h. 30 m. — (à 1 h. 10 m. du début) j'injecte 75 nouveaux centigrammes (en tout le chien a reçu $2^{gr.},25$): les tremblements recommencent ; ils coïncident avec la contraction des muscles inspirateurs.

10 m. après cette troisième injection les tremblements prennent franchement le caractère de saccades convulsives se succédant de seconde en seconde, toujours avec tremblement; après avoir duré 5 m. ces saccades diminuent d'énergie.

4 h. 50 m. — Le pincement de la queue réveille l'animal ; il gémit, veut fuir, mais ne parvient pas à se dresser sur les pattes ; le train postérieur surtout fait défaut ; les convulsions reprennent avec une nouvelle intensité, mais sont beaucoup moins nettes dans les membres pelviens; la contraction des muscles cervicaux fait redresser la tête à chaque secousse.

5 h. — Les membres sont raides ; les muscles durs, contracturés; la pupille est très-resserrée; j'essaie d'ouvrir les machoires, mais à chaque saccade les masticateurs les ferment.

5 h. 5 m. — Quatrième injection 0 gr.,75 chloral ($3^{gr.}$ en tout). Cette fois le chien ne paraît pas s'en apercevoir; les secousses avec tremblement continuent avec la même intensité pendant 5 m., mais après ce temps elles diminuent jusqu'à ne plus être visibles, cependant la main appliquée sur le corps permet de constater qu'une légère vibration persiste.

5 m. après léger retour de convulsion, 5 m. de durée, puis il ne reste qu'un tremblement faible et continu; la respiration se fait librement 34 à la 1|2 m.

pas, car la patte reste immobile ; que plus bas (au point ou le chloral n'est pas parvenu) la perméabilité est conservée, car les muscles exécutent une contraction bien marquée.

On ne peut invoquer, pour diminuer ou détruire la valeur de ces résultats, *l'imbibition*, facilitée chez la grenouille par le peu d'adhérence de la peau aux tissus sous-jacents, car l'injection a toujours été faite très-loin des parties observées (aux bras par exemple) et si l'imbibition avait eu lieu, elle se serait faite également dans les deux pattes, puisqu'on a eu soin d'introduire sous la peau de chaque bras une égale quantité de liquide chloralisé.

Il est donc bien établi que le chloral détruit la contractibilité musculaire et la conductibilité nerveuse. — Mais ce résultat définitif ne

---

5 h. 25. — Je tire un peu sur les membres pour voir si la résolution vient et je pince la queue : un gémissement se fait entendre et les secousses reparaissent plus fortes que jamais ; tout le corps devient rigide, la tête se renverse ; l'expiration est accompagnée d'un gémissement rauque ; la respiration est pénible, stertoreuse, 23 à la 1[2 m.

Après 5 m. je pince une seconde fois : nouvelle plainte, nouvelles c nvulsions avec renversement de la tête et gémissement rauque à l'expiration ; ce dernier phénomène me paraît devoir être rapporté à la convulsion des muscles laryngieus tenseurs des cordes vocales.

Les périodes de rémission et de retours convulsifs reparaissent et se succèdent comme tout à l'heure de 5 en 5 m.

5 h. 50 m. — Le chien n'est plus excité et l'ampleur des saccades diminue ; elles disparaissent même peu à peu.

Après deux heures je trouve mon chien sur pied ; il a sauté à bas de la chaise sur laquelle il était étendu et il court dans l'appartement.

Sous le ventre il porte deux tumeurs (à droite et à gauche de la ligne blanche) grosses chacune comme un œuf ; on dirait deux mamelles d'une chienne qui nourrit ; ces tumeurs correspondent aux points où j'ai fait les injections ; elles sont molles (évidemment pleines de sérosité épanchée) ; la peau qui les recouvre est de couleur naturelle ; il n'existe de rougeur qu'aux points piqués par la canule ; les injections ne datent que de 3 ou 4 heures à peine. Je fais promener mon animal, mais il marche difficilement, tire sur la laisse.

A 8 h. je lui donne du lait ; il le boit très-volontiers, mais une demi-heure après il le vomit.

Le chien boit beaucoup ; il est très-altéré.

s'obtient pas tout d'un coup, comme on peut le voir par le nombre d'heures nécessaire pour le mettre en évidence. — Entre le fonctionnement normal des filets nerveux et leur imperméabilité absolue, il y a des degrés, et je crois qu'on peut les suivre. Ainsi l'on voit un premier degré qui consiste dans la lenteur de la perception des impressions et le peu de rapidité de la réponse. Le fait s'observe pendant la période de résolution; je l'ai noté dans plusieurs expériences : l'animal excité ne réagit qu'après quelques secondes ou une minute et plus; la rapidité du courant nerveux est ralentie; la transmission se faisait dans un temps inappréciable; en ce moment elle rencontre quelques obstacles qui retardent sa marche, mais elle les surmonte; dans un instant les difficultés seront plus grandes, le courant sera arrêté, la perméabilité détruite, la conductibilité abolie.

EXPÉRIENCE XV

Pour étudier l'action du chloral sur la circulation. Les mouvements du cœur dorsal sont arrêtés en 7 minutes, sans changement de rythme, *sur de petits animaux aquatiques transparents.*

3 h. 45. — Une larve d'éphémère est placée sur le porte-objet du microscope dans un peu d'eau chloralisée.

38 battements du cœur à la demi-minute; l'agitation se manifeste aussitôt, mais elle dure peu, une minute à peine.

Les contractions du cœur se font naturellement pendant 3 ou 4 minutes, puis, *sans changement de rythme* ; leur force diminue rapidement et le courant du sang dans les vaisseaux (courant que l'on voit très-bien, à cause de la transparence de l'animal, quoique le sang soit blanc) devient moins rapide et passe peu à peu à l'état de simple oscillation.

Comptées au moment où elles se sont arrêtées, les contractions du cœur ont présenté exactement le même nombre qu'au début, c'est-à-dire 38 à la demi-minute.

La transparence de l'animal s'altère rapidement et fait place à une opacité marquée ; en même temps la longueur du corps diminue ; les anneaux de l'abdomen paraissent rentrer les uns dans les autres. Il y a là probablement deux faits distincts : 1° coagulation des liquides albumineux du corps de la larve produisant l'opacité; 2° retraction des muscles moteurs des anneaux qui produit le raccourcissement.

31